I0070515

QUELQUES REMARQUES

SUR LE TRAITEMENT

DES KYSTES PÉRIOSTIQUES

DES MACHOIRES

PAR

Le Dʳ PASQUIER (d'Évreux)

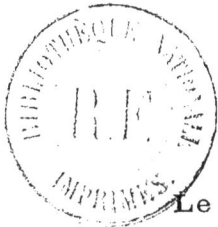

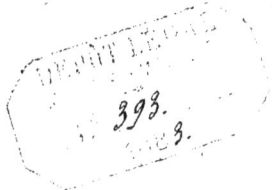

Les kystes des mâchoires, surtout ceux de la mâchoire supérieure (car ils sont les plus fréquents), ont été l'objet de nombreux travaux depuis une trentaine d'années, et l'on peut considérer aujourd'hui leur histoire comme presque complètement écrite, quoiqu'il reste encore quelques incertitudes au point de vue de leur pathogénie, sur laquelle tous les auteurs ne sont pas parfaitement d'accord. Le luxe d'indications bibliographiques donné sur ce sujet par M. Guyon dans son article *Maxillaires* du *Dictionnaire encyclopédique* fournira une idée de la richesse de la littérature médicale à cet endroit. Aussi, n'ai-je l'intention que de présenter quelques remarques sur le traitement de ces tumeurs, et seulement de cette variété à laquelle on a donné le nom de kystes alvéolo-dentaires, kystes périostiques des mâchoires, me bornant, pour le reste, à rappeler d'une façon tout à fait sommaire les traits principaux de leur symptomatologie.

On sait que l'histoire de ces kystes développés dans les maxillaires était encore fort embrouillée au commencement de ce siècle, et qu'elle s'est éclaircie principalement par les travaux de Delpech, de Forget et de Magitot. Dupuytren a traité cette question

393. Ⅱ 84 Ⅰe 79

dans ses leçons orales de chirurgie, mais en négligeant tout à fait la pathogénie. Or, cette pathogénie est précisément un des points les plus intéressants du sujet, celui qui a soulevé le plus de discussions, a été le plus étudié par les contemporains, surtout par M. Magitot, et enfin a fourni le principe de la classification de ces tumeurs.

Voici celle qui est adoptée dans les ouvrages de pathologie récents et que j'emprunte à M. Guyon :

A. *Kystes dentaires.*

1. Kystes des racines (kystes alvéolo-dentaires, kystes périostiques).

2. Kystes dentifères développés . . . . .
{ *a)* aux dépens d'une dent en voie de développement (kystes folliculaires).
b) autour d'une dent complètement développée, mais restée incluse dans la mâchoire.

B. *Kystes non dentaires.*

1. Kystes osseux non dentaires (kystes multiloculaires).
2. Kystes muqueux du sinus.

Les kystes dentaires des racines, dont nous nous occupons, sont ceux qui naissent aux dépens d'une dent complètement développée occupant au bord alvéolaire sa place normale. Ce sont les kystes séro-muqueux de Delpech, alvéolo-dentaires de M. Forget, kystes du périoste de M. Magitot. Ce qui a déterminé M. Guyon à les dénommer kystes dentaires des racines, c'est qu'ils sont toujours en rapport avec la racine des dents et se développent aux dépens du périoste radiculaire. Le nom de kystes alvéolo-dentaires pourrait être conservé à cause du siège qu'ils occupent à l'origine, mais cette dénomination a été appliquée depuis à tous les kystes contenus dans l'épaisseur de l'arcade alvéolaire, alors même que leur point de départ n'est pas dans un alvéole, mais dans le follicule d'une dent en voie de développement.

La symptomatologie de ces kystes, leur physionomie clinique ont été retracées d'une manière très complète dans les *Archives générales de médecine* (numéros d'avril et de mai 1881) par notre ami le Dᴿ Charvot, professeur au Val-de-Grâce.

Le début de l'affection est insidieux, le malade ne s'aperçoit de l'existence du kyste que lorsque celui-ci a déjà pris un certain volume. A cette période, il est indolore, ou s'il existe quelque douleur névralgique, elle est en général rapportée par le malade à un traumatisme ou à la carie d'une dent. Souvent des poussées de périostite alvéolo-dentaire masquent le diagnostic à cette époque. L'affection ne se révèle réellement que par la production d'une petite tumeur qui, sans changement de coloration de la muqueuse, se développe graduellement sur la gencive au niveau d'une dent malade. Elle peut ainsi atteindre un volume quelquefois considérable et détermine une déformation (variable suivant le siège et la grosseur) très visible dans l'intérieur de la bouche et produisant un relief correspondant, plus ou moins apparent, à la joue. La surface de la tumeur est uniformément lisse, arrondie. Elle peut être dure comme un os dans toute son étendue, d'autres fois cette dureté se constate à la base seulement, tandis que le sommet présente de la fluctuation. A la limite de séparation de ces deux zones, on peut quelquefois sentir un rebord osseux qui donne une sensation rappelant celle que l'on éprouve en palpant un céphalhématome. Ce qui rend l'analogie plus frappante, c'est que souvent ces kystes produisent un bruit de craquement ou de crépitation fine qu'on a comparé à celui que feraient des coques d'œufs qu'on briserait entre les doigts, ou le froissement d'un morceau de parchemin bien sec. C'est la crépitation parcheminée découverte, dit-on, par Dupuytren et indiquée par lui comme un signe pathognomonique. Il est bien reconnu aujourd'hui que ce symptôme est loin d'être constant.

Ces kystes abandonnés à eux-mêmes peuvent rester indéfiniment stationnaires; d'autres fois ils s'accroissent lentement d'une façon continue. Dans certains cas, ils prennent un développement rapide sous l'influence d'une périostite aiguë. Alors il n'est pas rare que leur contenu passe à l'état purulent et qu'il se vide en laissant sur la gencive un orifice fistuleux qui laisse suinter du liquide dans la bouche. D'autres fois, c'est l'extraction de la dent malade qui amène l'évacuation de leur contenu. Quoi qu'il en soit, l'orifice fistuleux se bouche facilement, et les choses étant ainsi revenues à leur état primitif, de nouvelles poussées inflammatoires se succèdent, déterminant chaque fois des abcès dentaires (abcès à répétition). Ces poussées inflammatoires sont quelquefois assez graves. M. Magitot communiquait, au mois de janvier 1881, à la Société de chirurgie, un fait observé par M. Redier (de Lille); il s'agissait d'un kyste périostique développé avec une grande lenteur au niveau d'une grosse molaire supérieure. A la suite d'un traumatisme, il se déclara une violente inflammation de la tumeur qui suppura; puis des lavages quotidiens et le cathétérisme de l'orifice fistuleux qui s'était formé, amenèrent une guérison temporaire ; mais cet orifice s'étant obturé, une nouvelle inflammation se produisit et amena l'élimination d'un grand nombre de séquestres, avec accidents généraux graves. En dehors des périodes inflammatoires, le liquide contenu dans ces kystes a une couleur citrine, quelquefois un peu rosée; il tient en général en suspension de petites lamelles brillantes micacées qui sont des cristaux de cholestérine. Sa consistance est visqueuse.

Tels sont les kystes périostiques qui se rencontrent, sinon fréquemment, du moins sans grande rareté aux mâchoires (à la mâchoire supérieure surtout) et dont l'existence est toujours liée à une lésion de la racine des dents. Du reste, on a pu dire avec vérité que presque tous les kystes du maxillaire étaient dus à une altération des dents, et aux kystes du maxillaire il faut joindre beaucoup de ces tumeurs qui ont été décrites sous le nom de kystes du sinus maxillaire ou d'hydropisie du sinus maxillaire. Souvent aussi, les abcès du maxillaire et du sinus n'ont d'autre origine qu'un kyste suppuré.

Nous devons maintenant examiner quels sont les traitements employés pour débarrasser les malades de cette affection, et quelles sont les indications qui feront adopter dans un cas particulier tel ou tel des procédés usités.

De traitement médical il ne saurait être question ici ; les fondants, les résolutifs de toute nature donnés à l'intérieur ou appliqués extérieurement, ne pourraient produire aucun résultat dans une affection de ce genre. Un traitement exclusivement chirurgical doit lui être réservé.

Trois indications principales forment les bases de ce traitement : 1° évacuer le liquide contenu dans le kyste ; 2° modifier la membrane qui sécrète le liquide, pour prévenir une nouvelle accumulation ; 3° favoriser le retrait de la coque osseuse.

Ces indications sont remplies plus ou moins complètement par les moyens suivants :

Ablation du kyste ;

Compression ;

Ponction simple ;

Ponction suivie d'injection ;

Drainage ; cathétérisme répété de l'ouverture fistuleuse ;

Séton ;

Rugination de la face interne du kyste ;

Résection de la paroi externe du kyste ;

Résection de la portion osseuse dans laquelle s'est développé le kyste.

1° *Ablation du kyste.* — Nous signalons tout d'abord l'ablation du kyste parce que les chirurgiens opèrent souvent ces tumeurs, même sans le vouloir, en enlevant la dent malade. Ce sont des cas de ce genre qui ont attiré l'attention de Delpech sur cette variété de kystes. Frappé de ce fait, qu'en pratiquant l'avulsion d'une dent on entraînait parfois avec elle une petite poche puru-lente ou séreuse appendue à sa racine, Delpech s'était préoccupé de rechercher le mode d'origine de cette altération des racines. Il avait cru à une formation kystique se produisant dans l'épais-seur du cordon vasculo-nerveux qui aborde le sommet de la racine pour aller se distribuer à la pulpe dentaire. Cette explica-tion, comme on sait, n'a pas prévalu. L'extraction de la dent pro-duit parfois la guérison du kyste d'une autre manière. S'il est très petit, ou si une portion notable de la poche a été arrachée avec la racine, l'évacuation de son contenu, déterminée en même temps que l'avulsion, suffit. Mais ce ne sont là que des cas excep-tionnels. Pour un kyste volumineux, l'ablation pourrait sans doute être pratiquée méthodiquement, en joignant à la résection de la paroi externe la rugination de la paroi interne du kyste, mais nous verrons que la résection de la paroi externe seulement suffit pour obtenir la guérison d'une façon plus simple et, disons-le aussi, moins dangereuse, car la rugination de la face interne a produit quelquefois des accidents de nécrose. Dans l'observation II d'un des mémoires de M. Magitot (*Gaz. hebdom.* 1876, p. 338), il est dit que l'irritation de la face interne d'un kyste promenée dans sa cavité, produisit une nécrose partielle de la cavité du kyste, et de petits séquestres, ressemblant à des débris de coques d'œufs, durent être extraits avec la pince.

2° *Compression.* — Il ne faut pas non plus compter sur l'effi-cacité de la compression. Ce n'est qu'un moyen adjuvant destiné à favoriser le résultat d'autres opérations (drainage, séton, exci-sion d'une portion de la poche kystique). Cette compression a été employée en vue de hâter le rapprochement des lames de l'os malade, soit en établissant sur la partie tuméfiée un appareil légèrement compressif, soit en rapprochant violemment et en bri-sant les parois de la coque osseuse, après y avoir pratiqué une ouverture. Mason Warrens aurait obtenu, par ce dernier procédé, au dire de Heath, une guérison rapide d'un vaste kyste de la branche du maxillaire inférieur. Cette pratique ne sera guère applicable qu'à la mâchoire inférieure.

3° *Ponction.* — La ponction simple n'est qu'un moyen palliatif. L'ouverture de la poche refermée, le liquide s'accumule de nouveau et le malade se trouve dans les mêmes conditions qu'auparavant. Le contenu du kyste peut être évacué par ponction et se reproduire un nombre de fois considérable, comme le prouvent les observations.

4° *Ponction suivie d'injection.* — La ponction suivie d'injection paraît également insuffisante. Ce moyen a sans doute été fréquemment essayé, car il se présente naturellement à l'esprit, mais on ne trouve que peu d'indications relatives à son emploi, sans doute à cause de son inefficacité. Du reste, la plupart de ceux qui le mentionnent n'en parlent que pour le blâmer. En parcourant les auteurs, je n'en ai trouvé qu'une observation ; elle est d'Ancelet (*Gaz. des hôp.* 1869, p. 119) : une injection de teinture d'iode pure amena une guérison apparente, mais, six mois après, la poche kystique s'était reproduite.

5° *Drainage.* — Le drainage, qui semble *à priori* devoir donner d'assez bons résultats, n'est pas jugé très favorablement par tous. « Quant au drainage de la poche kystique, dit Charvot dans le mémoire déjà cité, il est dangereux à cause des accidents inflammatoires qu'il fait parfois naître et dont on ne peut prévoir l'étendue. Nous ne faisons que rappeler le cas de M. Gaujot et l'observation I du mémoire de M. Magitot (*Gaz. hebdom.* 1876, p. 338). La dame dont il avait drainé le kyste dentaire avec un fil de soie d'abord, puis avec un drain de 2 millimètres, fut prise de gonflement douloureux de la joue, de fièvre et même d'un peu de délire ; il fallut remplacer le premier drain par un autre plus petit. »

Je crois, en effet, que le drainage pratiqué à la façon de Chassaignac, c'est-à-dire en passant un tube de caoutchouc plus ou moins volumineux à travers le kyste, peut développer aisément un état inflammatoire dont on ne peut calculer ni le degré ni les conséquences. Le tube placé dans la cavité kystique y joue le rôle d'un corps étranger, d'un séton ; il détermine ainsi un certain degré d'inflammation et par suite de gonflement. Ce gonflement se produisant au niveau des orifices d'entrée et de sortie du drain, en comprime et en obture plus ou moins complètement la lumière. Alors éclatent les accidents que détermine d'ordinaire la rétention du pus dans une cavité close. Il suffit de réfléchir un moment à la disposition des parties (inextensibilité de l'ouverture creusée dans l'os, adhérences du périoste et de la gencive en dehors, de la membrane kystique en dedans, au pourtour de cette ouverture osseuse) pour voir avec quelle facilité se produira ici l'étranglement, l'occlusion du drain, rarement observée dans les tissus formés uniquement par des parties molles.

Aussi n'est-ce pas de cette manière que le drainage doit être appliqué à la cure des kystes périostiques. Le contact du drain avec la paroi kystique doit être aussi limité que possible, afin de ne pas l'irriter. Au lieu de lui faire traverser toute la cavité, on se contentera de l'introduire par une seule ouverture et on l'enfoncera le moins possible, en le plaçant debout comme on fait dans le pansement de Lister. De plus, pour éviter son obturation par suite de la pression des parties voisines, on se servira d'un drain de métal (argent ou étain) dans le genre de ceux que Mathieu a fabriqués pour M. Magitot, et ressemblant beaucoup à la canule de Dupuytren pour la fistule lacrymale. Un drain ainsi placé, et fixé aux dents voisines par un fil de soie ou de métal, ou de toute autre manière, fournira au liquide kystique ou au pus, s'il s'en forme, un écoulement facile et continu. Il permettra aussi de pratiquer fréquemment des injections destinées à laver le kyste ou à modifier sa surface interne. Si l'on craignait qu'il pût donner passage à des parcelles alimentaires, il serait très facile de l'obturer provisoirement au moment des repas. La combinaison de ces deux moyens, drainage et injections modificatrices répétées, donne d'excellents résultats, et M. Magitot recommande beaucoup ce traitement dans ses deux mémoires. Ce procédé, du reste, n'est pas nouveau. Bordenave donnait le précepte de maintenir à demeure, dans les kystes du maxillaire, une petite canule d'argent, et Salter avait employé avec avantage un obturateur en forme de plaque fixé aux dents voisines, muni à son centre d'un petit tube pénétrant dans le kyste et par lequel il pratiquait des injections. Un petit bouchon mobile était adapté au tube et s'opposait à l'entrée des corps étrangers.

Notre ami, le docteur Pietkiewicz, chargé de la clinique des maladies de la bouche à l'hospice des Quinze-Vingts, a eu l'obligeance de nous communiquer par écrit les résultats de sa pra-

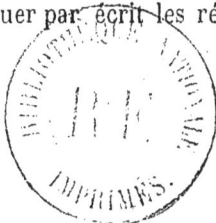

tique relatifs au traitement des kystes alvéolo-dentaires. Il se montre partisan du drainage. Il se sert, pour l'établir, de la canule de Magitot ou d'un drain de caoutchouc replié en anse et dont les deux extrémités ressortent par une large incision faite au kyste. Des injections avec une solution d'acide phénique sont fréquemment pratiquées, et de temps en temps, l'intérieur de la cavité est badigeonné avec un pinceau trempé dans de la teinture d'iode. Ce traitement, dit-il, est surtout applicable aux kystes de moyen volume. Il est efficace, mais il a l'inconvénient d'être un peu long.

Les liquides le plus souvent employés pour les injections sont d'ailleurs ceux dont on se sert pour les kystes séreux et pour l'hydrocèle : gros vin rouge, alcool, teinture d'iode ou solution iodée. Je crois qu'on obtiendrait de bons résultats en se servant d'une solution de chlorure de zinc, solution dont M. Dolbeau a obtenu des effets très avantageux dans la grenouillette. Il conviendrait de se servir d'une solution assez faible, en répétant plusieurs fois l'injection s'il le fallait, plutôt que de risquer de produire avec une solution trop forte, des douleurs vives et des accidents inflammatoires.

Ces injections, qui pourront être pratiquées par le malade lui-même à l'aide d'une petite poire en caoutchouc, finiront par modifier et tarir la sécrétion du kyste. Ses parois n'étant plus distendues par la pression du liquide, tendront à se rapprocher peu à peu. Cela peut être long et lasser la patience du malade. Dans ce cas, au bout d'un certain temps, lorsque l'écoulement spontané sera peu abondant ou presque nul, lorsque le liquide injecté ressortira intact ou légèrement troublé, lorsqu'enfin il n'y aura plus aucune douleur, on pourra enlever le drain et laisser se refermer l'ouverture fistuleuse. La tumeur diminuée de volume restera stationnaire ou même s'effacera peu à peu. Dans le cas contraire, il faudrait de nouveau introduire la canule et attendre un moment plus favorable pour la supprimer définitivement. Ce traitement est très efficace et M. Magitot a pu guérir de cette manière des kystes périostiques présentant le volume d'une mandarine. Il nous a également bien réussi dans deux cas, les seuls que nous ayons eu à traiter.

M. Charvot dit, dans son mémoire, qu'en lisant les observations de M. Magitot, on reste convaincu que, par ce procédé, la guérison n'est pas complète, même au bout d'un temps très long (2 ans). Je ne saurais partager cette opinion. J'ai remarqué dans quelques-unes de ces observations, que la guérison s'était, au contraire, produite rapidement (après un ou deux mois). Et quand il serait resté à quelques malades, même au bout d'un temps plus long, une fistulette de quatre ou cinq millimètres de longueur, aboutissant à la racine dentaire dénudée, cela ne constituerait pas un vice bien grave de cette méthode. Je viens de le dire, ces fistules sont entretenues par la maladie de la racine dentaire, maladie qui a été la cause originelle du développement du kyste. On pourrait les faire disparaître, sans doute, en enlevant la dent, mais n'est-il pas souvent préférable de conserver cet organe, même au prix d'une petite fistule. Nous voyons, en effet, fréquemment les dentistes pratiquer une trépanation au collet de la dent, établir un drainage dans la substance même de l'ivoire et créer ainsi une fistule, pour pouvoir obtenir la guérison d'une périostite alvéolo-dentaire ou obturer, sans danger, certaines caries pénétrantes. Toutefois, si l'on avait lieu de croire que la présence de la dent malade fût une cause influente de la lenteur de la guérison, il serait indiqué d'en faire l'extraction. M. Guyon veut que toute opération à faire sur les kystes des mâchoires soit précédée de l'extraction des dents gâtées. Ce précepte est trop absolu.

Le drainage, comme nous venons de le décrire, nous semble, en résumé, mériter une appréciation beaucoup plus favorable que celle de M. Charvot qui déclare ce procédé une pratique longue et peu sûre, à réserver pour les malades pusillanimes craignant l'intervention chirurgicale.

Nous ne parlerons pas du cathétérisme répété du kyste, pratiqué par une ouverture artificielle, ce procédé n'étant qu'une variante du drainage et ayant l'inconvénient grave de laisser se refermer trop facilement et trop tôt l'ouverture fistuleuse. C'est ce qui ressort d'une manière très frappante de l'observation de M. Redier, citée plus haut.

6° *Séton.* — Nous n'en dirons qu'un mot. D'après ce qui a été exposé à propos du drainage, le séton ne doit pas être considéré comme un moyen avantageux. Il peut facilement déterminer des accidents, à moins que l'ouverture du kyste ne soit très large. Dans ce cas, l'opération se confond avec la résection de la paroi externe du kyste, suivie d'un tamponnement avec de la charpie. Nous en parlerons dans un moment.

7° *Rugination de la face interne du kyste.* — La rugination de la face interne du kyste semble, *à priori*, devoir donner des résultats aussi avantageux et plus rapides que les injections modificatrices. Mais il n'en est rien. C'est un procédé à rejeter. Nous avons déjà cité l'obs. II d'un des mémoires de M. Magitot, comme démontrant le danger de cette manœuvre. Cet opérateur avait déterminé des accidents de nécrose pour avoir promené une rugine dans la cavité d'un kyste.

8° *Résection de la paroi externe du kyste.* — La résection de la paroi externe du kyste, suivie de l'introduction, dans sa cavité, de substances destinées à le faire suppurer, était le procédé habituel des anciens chirurgiens. Elle est conseillée par Bégin dans le *Dictionnaire en 15 vol.*, par Bérard dans le *Dictionnaire en 30 vol.*, par Nélaton dans son *Traité de pathologie chirurgicale*, et elle n'a pas cessé aujourd'hui d'être en faveur.

Le manuel opératoire varie un peu, suivant le cas et suivant le chirurgien. Quelques-uns se contentent d'inciser largement le kyste et de bourrer ensuite l'intérieur avec de la charpie. Cette incision simple ne suffit pas en général: malgré les tentatives faites pour maintenir l'ouverture béante, elle tend à se refermer rapidement. L'introduction d'un tampon de charpie dans une cavité étendue, à travers un orifice resserré, n'est pas sans danger; le pus n'a pas une issue facile. On préfère donc, en général, l'excision d'une portion ou de la totalité de la paroi externe du kyste. M. Richet fait d'abord une ponction, puis, à l'aide d'un bistouri en serpette, il excise en ovale la paroi antérieure du kyste. Il cautérise ensuite avec le nitrate d'argent, puis introduit profondément dans la cavité une mèche de charpie qui'y détermine la suppuration.

M. Gaujot a opéré un assez grand nombre de ces kystes, et nous décrirons, d'après M. Charvot, le manuel opératoire adopté par ce chirurgien. Il est plus compliqué que celui de M. Richet, mais, par là même, il est applicable à tous les cas. « Une incision transversale est pratiquée le long du repli gingivo-labial, intéressant à la fois la muqueuse et le périoste. Si le kyste est peu volumineux, cette incision suffit. Quand, au contraire, il proémine beaucoup et descend jusqu'au rebord alvéolaire, il est préférable d'enlever un morceau de muqueuse et de périoste, au moyen de deux incisions curvilignes réunies à leurs deux extrémités. De cette façon, on circonscrit la portion de la poche kystique accessible par le vestibule de la bouche et on l'excise.

Une fois l'incision pratiquée avec ou sans excision d'un lambeau, on décolle le périoste à l'aide d'une petite rugine plate, sur toute la surface du kyste. Il ne reste plus alors qu'à enlever la paroi kystique ainsi mise à nu. Quand celle-ci est mince et peu résistante, elle se laisse assez facilement entamer par le bistouri à cartilage et de forts ciseaux courbes. Mais lorsqu'elle est osseuse, il faut la réséquer au moyen de pinces coupantes, ou mieux, avec la gouge à main. Il est bon de savoir que ce temps de l'opération est assez délicat; les parties présentent une consistance très inégale, fibreuse en certains points, osseuse dans d'autres points, et, en brisant les lamelles osseuses, on détermine la formation de pointes aiguës qu'il faut réséquer avec soin. Le kyste largement ouvert et vidé de son contenu, on devra explorer sa cavité et extraire les racines cariées qui parfois sont restées profondément cachées dans l'alvéole, même après l'ablation supposée de la dent, et qui font saillie dans les parties inférieures de la poche. Dans les cas rares où la dent n'est pas cariée, son extraction n'est pas indispensable et le kyste peut guérir sans le sacrifice de cet organe. Le pansement consiste en tampons d'ouate hydrophile imprégnés d'alcool concentré, et en injections avec de l'eau alcoolisée.

Sous l'influence de ce traitement, la cavité du kyste revient peu à peu sur elle-même et le malade ne conserve plus qu'un trajet fistuleux qui guérit au bout d'un temps fort variable, mais dont la durée ne dépasse pas trois ou quatre mois.

9° *Résection d'une portion du maxillaire.* — Si le kyste était très volumineux, il faudrait en venir à la résection d'une portion du maxillaire. Il s'agit alors d'un cas exceptionnel, et nous n'en parlons que pour mémoire. On a conseillé d'essayer de conserver, le long du bord inférieur de l'os (quand il s'agit du maxillaire inférieur), une bande osseuse qui en maintiendra la continuité. M. Forget a insisté sur ce précepte important, qui peut être appliqué dans la majorité des cas.

En résumé, parmi les nombreux traitements employés pour obtenir la guérison des kystes périostiques des maxillaires, il n'y en a que deux à retenir, les autres étant, ou insuffisants, ou tout à fait exceptionnels. Il faudra pratiquer le drainage avec injections de liquides modificateurs, ou l'excision de la paroi externe.

Le premier procédé sera plus facilement accepté par les malades. Il a l'inconvénient d'être parfois un peu long, mais il est exempt de douleur et de danger, si l'on agit avec la prudence nécessaire. Il paraît plus particulièrement applicable chez les malades affaiblis ou âgés et aux kystes de petit ou de moyen volume. Il réussira bien, surtout chez les malades soigneux qui ne négligeront pas de pratiquer les injections nécessaires.

Le second procédé est applicable dans tous les cas, mais beaucoup de malades, craignant la douleur, s'y refuseront, à moins que le volume du kyste ne leur fasse désirer d'en être débarrassés, même au prix d'une opération. Du reste, dans le cas de volume considérable de la tumeur, c'est, il nous semble, la seule méthode à laquelle le chirurgien doive recourir. C'est la plus sûre et la plus rapide.

Obs. I. — M. P..., 35 ans, bonne denture. En 1866, la première grosse molaire supérieure, du côté droit, fut atteinte d'une carie assez profonde qui nécessita un plombage. Après cette opération, la dent resta pendant plusieurs années sensible aux changements de température, mais elle n'était pas douloureuse à la pression, et servait à la mastication. Il y a trois ans environ, M. P... remarqua qu'en passant le doigt le long du bord alvéolaire, au niveau des racines de cette dent, on sentait une petite tumeur dure et indolente à la pression; la joue présentait un peu de gonflement. La tumeur grossit peu à peu et, de temps en temps, quelques élancements s'y faisaient sentir. Lorsque ce malade se présenta à nous, dans les derniers mois de l'année 1880, il nous dit que depuis peu de jours le volume de cette petite tumeur s'était accru et qu'il y ressentait, la nuit surtout, des douleurs pulsatiles. Elle était alors grosse comme une noisette ; surface lisse, déformation de la joue, apparente. La base de cette tumeur était dure ; au sommet, un peu de mollesse et de la fluctuation. Une incision fournit d'abord un peu de sang provenant de la gencive. En comprimant, je fis sortir une sérosité visqueuse un peu louche qui présenta au microscope, outre des globules rouges, une certaine quantité de globules de pus et des cristaux de cholestérine. Le stylet pénétrait de 1 centimètre et demi environ dans une cavité à parois lisses et dures.

Un petit morceau de racine de gentiane fut introduit dans l'ouverture qui venait d'être pratiquée, afin de l'empêcher de se refermer. Le malade devait renouveler tous les jours ce petit pansement et favoriser par quelques pressions exercées avec le doigt, la sortie du liquide. Au bout de 15 jours, il s'écoulait encore de la sérosité purulente ; le stylet pénétrait à une profondeur un peu moindre. Au moyen de la sonde creuse de Wecker, servant aux injections des voies lacrymales, et à l'aide d'une petite poire de caoutchouc, je fis pénétrer dans le sac un centimètre cube environ de teinture d'iode additionnée de son volume d'alcool. Cette injection fut renouvelée quatre jours après. Le malade faisait lui-même des injections d'alcool à 50° et continuait à introduire de petits morceaux de racine de gentiane, afin de maintenir la perméabilité de la fistule. Le petit pertuis diminua peu à peu de profondeur, et au bout de six semaines, il n'existait plus d'ouverture fistuleuse.

Obs. II. — M. V..., 60 ans, a souffert fréquemment des dents ; un grand nombre sont cariées, les incisives de la mâchoire supérieure absentes. De l'incisive latérale du côté gauche, il reste seulement la racine. Le malade vit se développer assez rapidement, au commencement du mois de juin de cette année, sans cause connue, une tuméfaction indolore au-dessus de cette racine. En soulevant peu à peu la lèvre, elle augmenta la gêne que causait déjà pour la parole la perte des incisives. Lorsque M. V,... vint nous consulter, dans le courant du mois de juillet, il nous dit que cette tumeur avait déjà été ouverte 3 fois, dans l'espace d'un mois, par un de nos confrères, et qu'elle se reproduisait constamment. Elle formait, lorsque je l'examinai, une grosseur allongée d'un volume supérieur à celui d'une olive. Dure, sans fluctuation. Pas de sensation de parchemin. Toutefois, d'après les renseignements fournis par le malade, je ne pouvais douter qu'il y eût du liquide accumulé en cet endroit. Je ponctionnai avec un bistouri pointu qui rencontra une certaine résistance. Il ne s'écoula rien. Le stylet put être introduit jusqu'à une profondeur de 4 centimètres et se mouvoir librement dans une poche assez vaste creusée dans le maxillaire. On sentait que les bords de l'incision, dans la profondeur, étaient formés par une lamelle osseuse. A l'aide d'une seringue munie d'une canule très fine, j'aspirai le liquide contenu dans cette cavité. Il était visqueux, légèrement rosé. Il s'agissait donc d'un kyste périostique.

Je fis immédiatement une injection de teinture d'iode mélangée de son volume d'alcool et j'introduisis dans la cavité un petit tampon d'ouate muni d'un fil. Tous les jours, le malade devait enlever ce tampon, en tirant sur le fil, et en introduire ensuite un autre semblable, afin d'empêcher l'ouverture de se refermer. Chaque jour aussi, avec une seringue de verre et une petite sonde de gomme, il faisait dans le kyste des injections d'alcool dilué. Après trois semaines de ce traitement, je remplaçai ce pansement par la canule de Magitot, afin de débarrasser le malade de l'ennui d'introduire les tampons, ce qui ne s'effectuait pas toujours avec une grande facilité. Une fois même, le fil ayant été laissé trop court, le tampon s'était perdu dans la cavité du kyste et j'eus quelque peine à l'y retrouver et à l'en extraire avec une pince courbe. Par la canule de Magitot, on introduisait la sonde creuse de Wecker, servant à l'injection. Trois fois, dans l'espace de six semaines, je modifiai la membrane kystique par de la teinture d'iode. Dans cet intervalle, la tumeur diminua sensiblement, et d'une manière graduelle, de volume. Cependant la profondeur indiquée par le stylet varia peu. Toutefois, la sécrétion de la poche kystique était presque tarie, car les injections ressortaient très claires. Sur ces entrefaites, la canule s'étant un jour détachée, le malade négligea de m'en avertir, et l'ouverture fistuleuse se referma en deux ou trois jours.

Les choses étant en cet état, la tuméfaction diminuée, la gêne qu'elle causait disparue, la douleur nulle, je pensai que l'on pouvait rester dans le *statu quo*, bien décidé toutefois à replacer immédiatement la canule, s'il se produisait de nouveau du gonflement. Cela n'arriva pas. J'ai revu depuis le malade, et le kyste a encore diminué de volume. Il y a donc tout lieu de croire que cette guérison, incomplète si l'on veut, mais suffisante, puisque toute gêne a disparu, sera définitive.

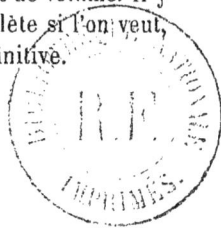

Nancy, imprimerie Berger-Levrault et Cⁱᵉ.

www.ingramcontent.com/pod-product-compliance
Lightning Source LLC
Chambersburg PA
CBHW050424210326
41520CB00020B/6741